AF385702

DISSERTATION

SOMMAIRE

Sur les Maladies de L'Uretre, appellées Callosités, ou vulgairement Carnosités, & du moyen sûr de les guérir radicalement sans l'usage des Bougies.

DISSERTATION
SOMMAIRE

Sur les Maladies de L'URETRE, appellées CALLOSITÉS, ou vulgairement CARNOSITÉS, & du moyen sûr de les guérir radicalement sans l'usage des Bougies.

Par le Sieur DELAFONT, Fils de Maître en Chirurgie, & Chirurgien breveté du Roi par la Commission Royale de Médecine pour l'administration de ce Remede.

DE tous les Remedes qui ont été inventés jusqu'à présent pour la guérison des Maladies de l'Uretre, appellées vulgairement Carnosités, on ose dire que parmi, les différens moyens qui ont été imaginés par nombre de Maîtres célebres dans l'Art de la Chirurgie, à qui l'humanité est redevable de tant de sçavantes découvertes, il

A ij

n'y en a pas un feul de ceux qui ont tra-
vaillé particulierement fur ces fortes de
Maladies , qui ait pu nous donner un
Remede affûré, pour procurer à ceux qui
en font attaqués une guérifon radicale :
tous ont amplement traité de la nature des
différentes Maladies qui peuvent affecter
le canal de l'Uretre, & des accidents qui
les accompagnent ordinairement ; mais ne
nous ont laiffé , pour fruit de leurs recher-
ches, que l'unique moyen de fe fervir des
Bougies , fi l'on en excepte quelques autres
qui ont été indiqués par divers Auteurs ;
mais qui font reftés en pure fpéculation.

Jufqu'à ce jour les connoiffances de tous
les Maîtres les plus diftingués ont donc
été bornées à cette unique méthode , dont
le feul effet a été d'adoucir le mal par
intervalles , ou de ne procurer à la plupart
des Malades qu'un foulagement momentané.

On fçait que l'ufage des Bougies eft
fort ancien ; la plupart des Auteurs qui en
ont parlé, ont même obfervé que ce Remede ne pouvoit produire que quelque
foulagement aux Malades , & non une
guérifon parfaite. Ce médiocre avantage,
ce foible fecours qui laiffe toujours fub-
fifter la caufe deftructive de la virilité,
avoit fait tomber infenfiblement cette
méthode en difcrédit ; on a même été fi

longtemps fans la mettre en pratique , qu'on ne la connoiffoit prefque plus.

Certaines occurrences ont d'abord déterminé quelques Maîtres à faire revivre l'ufage des Bougies ; d'autres à leur imitation fe font fervi du même moyen , & ont réuffi à quelques égards ; mais fi l'on doit un témoignage à cette vérité, on ne le doit pas moins à la preuve qu'elles ont opéré peu de guérifons radicales ; qu'elles ont au contraire , par la fuite, fait acheter bien cher aux Malades le fecours momentané qu'elles leur ont procuré , comme je vais le dire dans un moment ; d'où il faut conclure que ces Maîtres ont dû certains fuccès plutôt à la configuration de ces Bougies qu'à la matiere dont elles font compofées ; en effet, de tous les Malades qui ont été traités par la méthode que j'annonce, il s'en eft trouvé peu qui n'euffent fait ufage de Bougies pendant un très-longtemps fans pouvoir être guéris.

Je n'entends pas malgré cela profcrire entierement l'ufage de certaines Bougies, & nier qu'il n'ait pu fe trouver quelques Malades guéris par ce moyen. Je fçai de plus qu'il y a des cas où elles font utiles : c'eft pourquoi on fera toujours redevable à ces Maîtres de les avoir remis en ufage, car avant eux on étoit borné aux Algalis & à la Sonde brifée, qui n'ont pas à beaucoup

A iij

près tous les avantages de la Bougie creuse, dont l'utilité est reconnue pour très-essentielle, sur-tout dans les Maladies de Vessie, & de Fistule au Périnée.

Mais comme je ne parle ici que des embarras qui se rencontrent dans le canal de l'Uretre, & y causent des rétentions d'Urine, je dis que les Bougies dont il s'agit ne sont pas capables d'atteindre à une guérison radicale. Mon Pere, Auteur du Remede dont je suis l'unique Possesseur, a été lui-même convaincu de ce que j'avance par l'usage répété qu'il en a fait sur différens Malades, sans avoir vu qu'elles aient jamais produit de bons effets : j'ay essayé moy-même d'en faire, en suivant les moyens d'écrits pour leur composition, avec tous les Emplâtres les plus recommandés & les plus usités, & aucunes n'ont opéré la guérison de mes Malades, qui au bout de quelque temps sont venus redemander du soulagement ; j'ai mieux encore reconnu leur insuffisance par la suite, car dans tous les cas où j'ai eu besoin de Bougies, j'en ai employé de simple Cire neuve seulement, & leurs effets n'ont pas été différens de ceux des Bougies en question.

La qualité, ou plutôt l'effet des Bougies de Cire neuve étant donc le même que celui des Bougies dont on vient de

parler, il eſt clair qu'on n'a dû certains
ſuccès, comme je l'ay déjà dit, qu'à leur
configuration, * & non aux ingrédiens qui
forment leur Compoſition, puiſque la Cire
neuve n'ayant par elle-même aucune pro-
priété pour déterminer une ſupuration, elle
ſe fait néantmoins au bout de trois ou quatre
jours, après l'introduction d'une Bougie de
Cire dans un Uretre embarraſſé ; d'où il
réſulte, comme il eſt aiſé de le concevoir,
que la Bougie par ſa dureté affligeant le
Canal dans lequel elle eſt introduite avec
effort, elle enflamme la partie qui lui réſiſte
le plus , & que cette inflammation cauſe
une ſupuration qui détruit en partie l'embarras ; de ſorte que l'Uretre étant un peu
plus libre, le Malade urine plus aiſément ;
mais ce ſoulagement, comme je l'ai avan-
cé d'abord , n'eſt que momentané , &
j'oſe le dire, d'autant plus funeſte aux Malades , que la douleur qui revient en peu
eſt plus aiguë , le mal plus invétéré , &
les embarras plus multipliés ; ſur - tout

* Pluſieurs des Malades que j'ai traités & guéris
radicalement après 10. 12. & même 15. années de
Rétentions fréquentes , accompagnées de douleurs
les plus aigues ; laſſés de voir les differentes eſpéces
de Bougies dont ils ſe ſervoient ſans effet, n'uſoient
plus, depuis trois à quatre ans, que de ſimples petites
Bougies à Lampe de nuit pour ſe ſoulager dans
ces ſortes de Rétentions , & en retiroient le même
ſoulagement.

lorfqu'ils ont été attaqués par des Bougies compofées de parties cauftiques & corrofives, dont l'effet eft toujours d'enflammer, d'ulcérer même le Canal dans toute fon étendue par le long ufage que le Malade eft obligé d'en faire , & de mettre un obftacle à fa guérifon , n'étant pas capable de produire une cicatrice folide.

Le mal renaît donc autant de fois qu'il femble guéri ; & outre que le Malade fouffre des douleurs qui deviennent plus cuifantes à mefure que l'on répete ces fortes de traitemens , la maladie fait tant de progrès par l'irritation , qu'il en coûte fouvent la vie aux pauvres Malades.

D'après ces Obfervations, ces épreuves trop fouvent réitérées , ces traits d'évidence qui ne permettoient plus de douter de l'impoffibilité de guérir cette cruelle maladie par le fecours des Bougies , mon Pere s'eft appliqué à chercher un Remede qui eût en même tems la vertu de détruire ces fortes d'embarras , & de contenir le Canal dans fon état naturel : fes foins & fes peines ont été enfin couronnés par le bonheur qu'il a eu de trouver ce Spécifique précieux qui renferme ces effets fimultanés.

Comme fon Succeffeur & unique Poffeffeur de ce Remede , j'ai depuis fon décès opéré nombre de Guérisons radicales sous les yeux de Messieurs Petit, Pere & Fils, Médecins de S. A. S. Monseigneur le Duc d'Orleans, & de M. Caumont, Médecin du Roi & des Cent-Suisses de sa Garde, qui m'avoient été nommés par M. de Sénac, premier Médecin de Sa Majesté, pour constater plus authentiquement l'efficacité de mon Remede.

Je n'annonce donc point au Public de ces Remedes équivoques, qui ne tirent leur mérite que de l'air d'assurance avec lequel leurs Auteurs les publient; je lui présente, plus par zele que par interêt, un Remede dont les effets sont absolument sûrs & immanquables, pour avoir été expérimentés de l'aveu & sous les yeux de Gens de l'Art, sur nombre de Sujets attaqués de Carnosités les unes plus anciennes que les autres, dans diverses circonstances, & d'après differens accidens, sur-tout de ces Rétentions occasionnées par la dureté des callosités, le gonflement des parties affectées, & ces irritations qui causent des douleurs aigues & affreuses aux Malades qui ont le malheur d'en être attaqués, & d'en demeurer les tristes victimes, après avoir employé pendant des tems considérables le secours des Bougies, & mis en usage tous les autres moyens dont

A v

on n'a pu se servir jusqu'à ce jour. Je ne m'étendrai pas davantage sur les qualités de mon Reméde ; ses Cures le feront mieux connoître ; c'est de-là que dépend tout son éloge : je finis par observer que son avantage le plus essentiel est , sans contredit , de procurer une guérison parfaite ; il a même celui de soulager , pour ainsi dire , dans l'instant qu'on l'a employé , & dans un court espace , comme d'un mois ou six semaines au plus , de détruire & de consolider entierement toutes sortes d'embarras de l'Uretre , causés par les Carnosités ou Callosités , si anciennes & si invétérées qu'elles puissent être : j'ai même guéri plusieurs Malades dans l'espace de 20. à 25. jours , suivant les Certificats & Attestations des Maîtres en Chirurgie & Médecins de la Faculté de Paris , sous les yeux desquels je les ai traités.

Cette différence de temps dépend de la nature des embarras , & suivant que l'Uretre se trouve plus ou moins affecté. Le traitement ne cause aucune douleur ni incommodité ; il n'empêche pas même de vaquer à ses Affaires. Ce Remede consiste dans un corps huileux dépoüillé de tout principe scarotique , caustique & corrosif , n'agissant que comme fondant & consolidant. Il s'administre par le moyen d'une Sonde creuse , dans laquelle on glisse un petit Bourdonet imprégné de la Liqueur , que l'on insinue dans le Canal de l'Uretre jusqu'à la Partie af-fectée.

Et afin de concourir , autant qu'il lui est possible , au soulagement des Personnes véritablement pauvres , qui se trouveront attaquées de *Carnosités* ; le sieur Delafont se propose de traiter gratuitement trois de ces Malades , qui viendront à des heures marquées se faire penser chez lui ; & à fure & mesure des Guérisons , de faire succéder de nouveaux Malades à ceux qui seront guéris ; en sorte que par cette alternative il y aura toujours trois Malades qui recevront journellement le pansement *gratis*.

Le Sieur Delafont ne croit pas devoir grossir cette Annonce d'un grand nombre d'Attestations dont il est saisi ; mais, pour satisfaire le Public & lui donner des preuves de ce qu'il a l'honneur de lui avancer, il rapportera seulement les suivantes.

A vj

Certificat de M. VALLANT , Médecin du Roi , de ses Grandes & Petites Ecuries , & Médecin de la Cavalerie Françoise & Etrangere.

JE soussigné , Médecin du Roi de ses Grandes & Petites Ecuries , & Médecin de la Cavalerie Françoise & Etran-, gere : Certifie que depuis près de 15. ans qu'on a mis en usage à Paris une grande quantité de Remedes ou Bougies pour la guérison des Carnosités ou Callosités qui se forment dans le Canal de l'Uretre , la plus grande partie n'a fait non-seulement que pallier le mal sans en détruire la véritable cause pour obtenir une guérison parfaite ; mais aussi que ces mêmes Remedes ou Bougies ont produit de nouveaux accidens bien plus fâcheux encore, que ceux qu'on avoit voulu détruire , ce dont j'ai été le Témoin plus d'une fois.

Je puis donc assurer le Public que je n'en ai point reconnu de plus efficace & de plus sûr , après nombre d'expérience par moi réitérées & des plus particulieres , que celui que fournit à Paris le sieur Delafont, Maître en Chirurgie ; sa méthode est aisée , c'est une Liqueur qu'il introduit dans le Canal de l'Uretre par le moyen d'un petit Bourdonnois imbibé de cette même Liqueur , & conduit dans une Sonde creuse sur le mals ; cette Liqueur non-seulement ne produit aucune érosion, pas même de douleurs vives , mais fond & détruit insensiblement tous les obstacles qui peuvent se rencontrer dans le Canal de l'Uretre , ce qui a produit sous mes yeux des Guérisons parfaites sans qu'il en soit résulté aucune mauvaise suite ni autres accidens, ce dont j'ai cru devoir instruire & assurer le Public, en accordant le présent Certificat au Sieur Delafont , Maître en Chirurgie , pour lui servir ce que de raison.

Fait à Paris, le 18. Juin 1759.

Signé V A L L A N T.

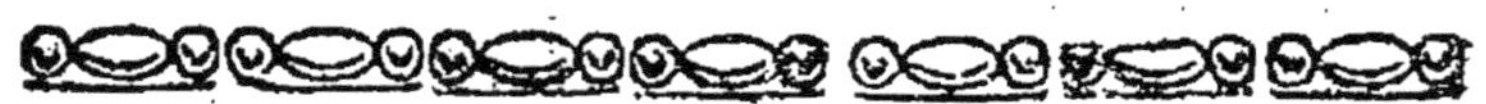

Certificat de M. D U P O N T , *Maître en Chirurgie de Paris.*

JE soussigné Maître en Chirurgie de Paris , certifie qu'un Particulier âgé d'environ 40. ans , ayant fait usage en différens temps pendant plus de trois ans de différentes especes de Bougies pour des embarras dans le Canal de l'Uretre , résultant de Maladies Vénériennes , les Urines passoient avec grande difficulté,

& qu'une Bougie séjournant dans le Canal , on y observoit , après l'avoir retiré,
les dépreſſions ordinaires à ceux qui ont
des Carnoſités ; c'eſt dans cet état que
s'étant confié au Sieur Delafont , Maître Chirurgien , il s'eſt trouvé en état de
piſſer librement au bout de douze jours
par le moyen d'un Remede en Liqueur
introduit dans l'Uretre à la faveur d'une
Sonde creuſe , qu'au bout de 25. jours
j'ay paſſé très - aiſément une Bougie &
même un Agaly juſques dans la Veſſie,
enfin le Malade urinoit à plein canal &
ſans douleur. Fait à Paris , le 6. Avril
1757. *Signé* DUPONT.

Certificat de M. DE LA HAYE,
  Maître en Chirurgie de Paris.

NOUS Maître en Chirurgie , Juré
à Paris : Certifions avoir vû le
nommé Leclerc , attaqué de Carnoſités
depuis cinq ans , lequel étoit affecté en
conſéquence de Rétention d'Urine ; que
le Sieur Delafont, Maître en Chirurgie,
l'ayant entrepris depuis quinze jours , &
l'ayant traité par une méthode qui lui eſt
particuliere , il eſt bien guéri. Certifie le
préſent Certificat véritable. Fait à Paris
ce 19. Mai 1757. *Signé* DELAHAYE.

Certificat de M. MONTHEREAU, Maître ès Arts & en Chirurgie, Membre de l'Académie Royale de Chirurgie.

JE fouffigné Maître ès Arts & en Chirurgie, Membre de l'Académie Royale de Chirurgie : Certifie que le nommé Robert Carpentier, Maître Tailleur, âgé de 50. ans, eft venu chez moi le 15. de ce mois pour m'apprendre fa guérifon faite par M. Delafont, Maître en Chirurgie ; que l'ayant fondé avec une Bougie extraordinaire par fa groffeur & longueur, elle étoit entrée très-aifément dans toute l'étendue du Canal & même dans la Veffie fans aucune réfiftance, & qu'une heure après l'ayant fait uriner devant moi, l'Urine étoit fortie à plein Canal, ce qui m'a d'autant plus furpris que trois femaines auparavant le Sieur Delafont m'avoit préfenté chez moi le Sieur Carpentier qui n'urinoit que goute à goute, & que la Bougie la plus fine ne pouvoit entrer dans l'Uretre que de la longueur de trois pouces, ce que je certifie véritable : en foi de quoi j'ai délivré ce Certificat avec plaifir au Sieur Carpentier, pour fervir & valoir ce que de raifon. Fait à Paris le 18. Juin 1757. *Signé* MONTHEREAU.

Certificat de M. DUPRÉ, ancien Chirurgien Major.

JE fouffigné, certifie que M. Delafont, Maître Chirurgien, a guéri par un Remede particulier un Malade attaqué de Carnofités qu'il avoit dans le Canal de l'Uretre depuis environ fix années, ayant ufé très-longtemps de Bougies, & autres Remedes fans nuls effets, & qu'ayant appris que le Sieur Delafont les guériffoit fans l'ufage des Bougies, il a eu recours à lui, & dans un mois de temps il a été radicalement guéri, s'étant écoulé huit mois depuis ce temps, & n'a reffenti depuis aucune douleur, c'eft ce que j'attefte véritable. A Paris, le 7. Octobre 1757. *Signé* DUPRE'.

Certificat de M. DU ROME, ancien Chirurgien Major.

JE fouffigné ancien Chirurgien Major, que le Sieur Delafont, Maître Chirurgien, a radicalement guéri le Sieur Soleur attaqué de Carnofités depuis environ neuf années, qu'il s'est servi pendant tout ce temps de plusieurs espéces de Bougies sans aucun succès, qu'il a été en danger par la suppression totale de l'Urine, & qu'ayant employé plusieurs Remedes par le conseil de diverses Personnes de l'Art, il lui a été conseillé d'avoir recours au Remede du Sieur Delafont, lequel en très-peu de temps l'a guéri sans souffrir & sans garder la Chambre, ce que je certifie véritable; en foi de quoi j'ai donné le présent Certificat pour lui servir & valoir ce que de raison. Fait à Paris le 9. Juillet 1757.

Signé DU ROME.

Certificat de M. FEUILLADE, *Maître Chirurgien à Chaillot.*

JE soussigné Maître Chirurgien à Chaillot, certifie avoir vu un Malade dans la Paroisse nommé Flomand, attaqué de Callosités dans l'Uretre, âgé de 60. ans, nous ayant déclaré avoir sa Maladie depuis 30. ans, ayant eu recours au Sieur Delafont, Maître Chirurgien, il lui a employé un Remede en Liqueur si spécifique, qu'il l'a guéri à ma vue dans trente-deux jours radicalement ; ce que je certifie, après trois Certificats de la même

Maladie que je lui ai donné. Fait à Chaillot le premier Juin 1756. *Signé* FEUILLADE.

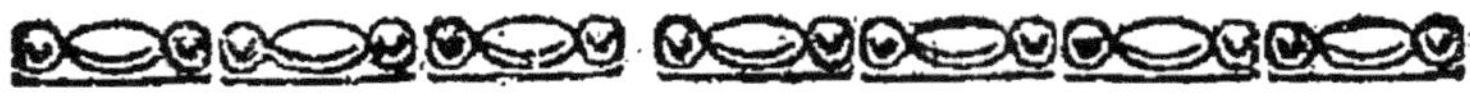

Certificat de M. CAUMONT, *Médecin du Roi en sa Compagnie des Cent-Suisses.*

JE soussigné Médecin du Roi en sa Compagnie des Cent-Suisses : Certifie que le 6. Janvier 1763. il m'a été présenté par le Sieur Delafont un Homme âgé de 35. à 40. ans, attaqué d'une très-grande difficulté d'uriner, à cause de plusieurs Callosités situées dans le Canal de l'Uretre après le Veru Montanum, que cejourd'huy 2. Avril 1763. j'ai trouvé lesdites Callosités entierement détruites par le moyen d'un excellent Remede que possede ledit Sieur Delafont ; en foi de quoi j'ai délivré le présent Certificat. *Signé* CAUMONT.

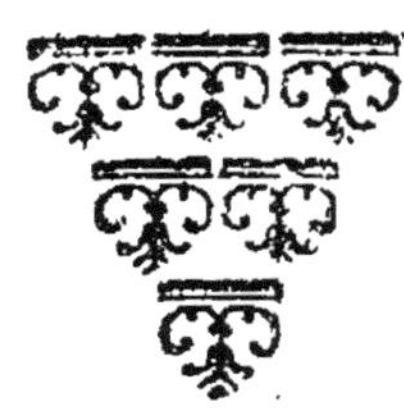

Certificat de Meſſieurs P E T I T, Pere & Fils , Docteurs en Médecine de S. A. S. Monſeigneur le Duc d'Orleans.

NOUS ſouſſignés Docteurs en Médecine , & Premiers Médecins de S. A. S. Monſeigneur le Duc d'Orleans, & Médecins ordinaires de mondit Seigneur : Certifions que Monſieur Delafont nous a repréſenté le 7. Octobre de l'année 1762. M. de Chémance , âgé dè 49 ans, & M. Guyot âgé de 43. ans, que nous avons trouvés tous deux attaqués de Carnoſités dans le Canal de l'Uretre, qui leur cauſoient des douleurs en urinant, l'Urine ne ſortant qu'en deux jets , & même s'arrêtant par intervalle ; ledit Sieur Delafont leur ayant introduit une Bougie dans l'Uretre , elle ne put entrer juſqu'au fond ; ayant commencé à traiter ces Malades le 9. du même mois avec ſa Liqueur , il nous les a repréſentés vers le 25. Novembre de la même année, n'ayant aucune douleur en urinant , les Urines coulant en pleins Canals & d'un ſeul jet, la Sonde s'introduiſant avec grande facilité dans l'Uretre & ſans aucun obſtaéte ; non content de cette premiere Visite, nous avons encore exigé que ledit Sieur Delafont, pour conftater plus fûrement le bon effet de fon Remede , de nous repréfenter lefdits Malades fix femaines après cette premiere Vifite , c'eſt ce qu'il a fait , nous les avons trouvés bien portant & dans la même fituation que ci-deffus ; en foi de quoi nous avons donné le préfent Certificat. A Paris le 27. Janvier 1763. *Signé* PETIT , Pere & Fils.

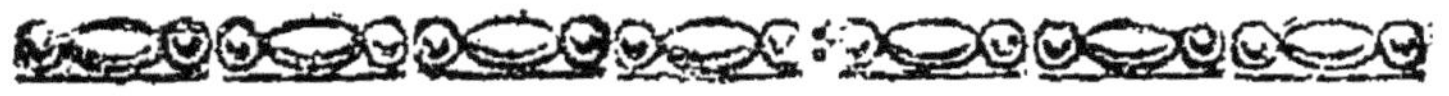

BREVET.

JEAN SENAC , Confeiller du Roi ordinaire en fes Confeils d'Etat & Privé, Premier Médecin de Sa Majefté, Sur-Intendant général des Eaux , Bains & Fontaines Minérales & Médecinales du Royaume ; fur ce qui Nous a été repréfenté par le Sieur Delafont Fils , Chirurgien , qu'il tient de feu fon Pere , Maître en Chirurgie , la Compofition d'un Remede efficace pour la guérifon des Carnofités ou Callofités qui fe forment dans le Canal de l'Uretre ; que feu fon Pere en avoit fait des épreuves heureufes à Paris fous les yeux de divers Médecins & Chirurgiens qui lui en ont donné des témoignages authentiques , que muni de ces témoignages il nous avoit fupplié de lui accorder le Privilege d'adminiftrer ledit Remede ; qu'après avoir pris connoiffance de la Compofition & des Certificats en grand nombre qui en conftatent les bons effets, Nous aurions jugé qu'il étoit convenable qu'elle fût éprouvée encore & adminiftrée fous la direction des Gens experts dans l'Art ; que ledit Sieur Delafont Fils , ayant en conféquence traité divers Sujets fous les yeux de Meffieurs Petit , Pere & Fils, Médecins de S. A. S. Monfeigneur le Duc d'Orleans , & de M. Caumont , Médecin des Cent - Suiffes du Roy, les effets de fon Remede auroient toujours été heureux, fuivant les nouveaux Certificats que ces Médecins lui ont remis.

A CES CAUSES, Nous , en conféquence de la Déliberation prife & fignée en notre Bureau de la Commiffion Royale des Médecins affemblés le 4. Juillet de la préfente année , avons permis & permettons au Sieur Delafont de compofer, vendre & adminiftrer dans Paris & dans toute l'étendue du Royaume fondit Remede pour la guérifon des Carnofités ou Callofités du Canal de l'Uretre , à la charge par ledit Sieur Delafont de fe conformer exactement aux Arrêts du Conseil , nommément à celui du 10. Septembre 1754. & de nous représenter au bout de trois ans , à compter de ce jour, la présente Permission que nous avons signée., fait contre-signer par notre Secrétaire ordinaire , & à icelle apposer le Sceau de nos Armes. Donné à Compiegne , le Roi y étant, le premier Août 1763. SENAC.

Par Monsieur le Premier Médecin du Roi, DE LA COCHE.

Enrégistré au 17ᵉ. Regiſtre des Enrégiſtremens du Greffe de la Prévôté de l'Hôtel du Roi & Grande Prévôté de France , Fᵒ. 5. Rᵒ. par Nous Gréffier souſſigné , ſuivant la Sentence de ce jourd'huy 17. Août 1763. TERTRE.

L'Adresse du Sieur DELAFONT est rue Beauregard , la Porte carrée entre les deux Portes-Cocheres, vis - à - vis le Vitrier , au premier en entrant par la rue Poiſſonniere.

Les Perſonnes qui adreſſeront des Lettres au ſieur DELAFONT , ſont priées de les affranchir.

Vu l'Approbation, permis d'imprimer, ce 12. Octobre 1763. DE SARTINE.

Regiſtré la préſente Permiſſion ſur le Regiſtre des Permiſſions de la Communauté des Libraires & Imprimeurs de Paris, Nº. 6619. conformément aux anciens Régle-mens confirmés par celui du 28. Février 1723. A Paris, ce 14 Octobre 1763.
LE CLERC, Adjoint.

De l'Imprimerie de JEAN LAMESLE, Pont S. Michel, au Livre Royal.

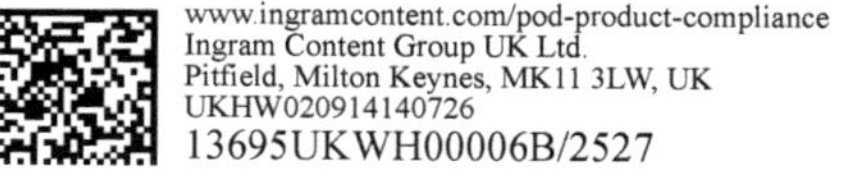